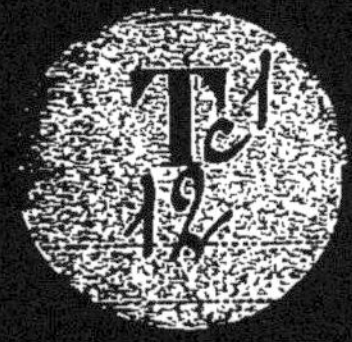

L'HYGIÈNE AU CONGRÈS DE GENÈVE

L'HYGIÈNE

AU

CONGRÈS DE GENÈVE

PAR

M. LE DOCTEUR DESHAYES

Secrétaire du Conseil central d'Hygiène publique et de Salubrité

du département de la Seine-Inférieure

ROUEN

IMPRIMERIE DE ESPÉRANCE CAGNIARD

RUES JEANNE-DARC, 88, ET DES BASNAGE, 5

1883

L'HYGIÈNE

AU

CONGRÈS DE GENÈVE

———————— ✦ ————————

Messieurs,

Le 4ᵉ Congrès international d'hygiène a tenu ses assises à Genève, du 4 au 9 septembre.

Toutes les nations civilisées y étaient représentées : chaque délégué avait à cœur d'affirmer sa nationalité, comme aussi de prouver que l'enseignement et la pratique de l'hygiène occupent une large place dans l'organisation sociale de son pays.

Les membres du Congrès ont été fort nombreux. Les séances ont été remplies jusqu'au dernier jour par la lecture et la discussion de travaux fort intéressants.

Deux Français ont surtout excité l'enthousiasme dans les réunions générales ; ce sont :

M. Pasteur, dont tous vous connaissez les travaux ;

Après avoir exposé le résultat de ses recherches, M. Pasteur a cru pouvoir affirmer que la science était

désormais en possession d'une méthode expérimentale
sûre et précise d'atténuation *des virus*, et M. Paul Bert
qui, dans un langage aussi modeste qu'éloquent, a
rappelé brièvement ses découvertes physiologiques sur la
pression atmosphérique et les diverses applications qui
en découlent.

Comme Pasteur, Paul Bert a été l'objet d'une véritable ovation.

Certaines questions ont plus spécialement attiré mon
attention :

Et d'abord l'importante question, alors pleine d'ac--
tualité, des quarantaines et du choléra, a été de la part
de MM. Proust, Fauvel et Ovilo, de Madrid, l'objet de
communications importantes :

Les pèlerinages de la Mecque, dit M. Proust, sont la
principale cause, la seule peut-être, de la propagation
du choléra en Europe, et ce sont les navires à pèlerins
surtout, où les hommes se trouvent entassés pêle-mêle,
bien plus que les paquebots de voyageurs, beaucoup
mieux aménagés, qui, véritables foyers d'infection, con-
tribuent à l'importation du choléra.

C'est toujours de l'Asie que nous est venu le choléra
en Europe. D'autre part, c'est à la suite du pèlerinage
de la Mecque, en 1865, qu'éclata une grande épidémie,
la dernière qui ait envahi l'Europe.

En 1872, 1877 et 1881 il y a bien eu en Arabie quelques
petites épidémies, mais elles sont restées confinées sur le
littoral de la Mer Rouge.

La Mecque, en Arabie, est le lieu de pèlerinage des
Mahométans : C'est par cent mille, deux cent mille et

plus que les pèlerins se rendent à la Mecque à une certaine époque de l'année (le 23 octobre).

Pour y arriver ils ont à parcourir une route des plus pénibles ; ils sont couverts de vêtements lourds et sales ; ils manquent d'eau fraîche, et le plus souvent de provisions. La grande fête ne dure que trois ou quatre jours, et dans ce court espace de temps on sacrifie une quantité considérables d'animaux dont les détritus et les résidus non enfouis deviennent des foyers de putréfaction.

Aussi il y a-t-il toujours eu à la Mecque de fréquentes épidémies cholériques.

Or, on s'est demandé si la Mecque était un foyer proprement dit ou seulement un point de renforcement ; si le choléra prenait sa source à la Mecque ou si, apporté par les pèlerins, il trouvait là un milieu approprié pour un développement, un renforcement spécial.

Il paraît aujourd'hui parfaitement démontré que la Mecque n'est nullement un foyer et que toujours, si le choléra y éclate, c'est qu'il y a été importé.

D'où le rôle des mesures sanitaires, qui sera d'empêcher l'étincelle d'allumer l'incendie.

Or, pour empêcher le choléra d'arriver à la Mecque et par suite pour préserver l'Europe, il y a certaines mesures à prendre.

Le choléra suit toujours fatalement, mathématiquement la même route. Il part du Gange, passe à Téhéran, gagne les bords de la mer Caspienne, puis la Mer Rouge. Il arrive à Aden, d'Aden à Djedda et de Djedda à la Mecque.

D'autre part le choléra vient en Europe, par deux routes :

La route de terre, qu'il a presque toujours suivie (1832), et la route de mer, qu'il a suivie en 1865.

Des mesures sanitaires doivent s'exercer avant, pendant et après le pèlerinage.

Les pèlerins affluent au tombeau de Mahomet des différents points d'Asie, d'Afrique et même d'Europe. C'est ainsi qu'il en vient de l'Inde, des bords de la Méditerranée, des bords de la Mer Rouge ; des caravanes viennent aussi du centre de l'Egypte.

Ces données acquises, que faut-il faire pour empêcher la diffusion du choléra ?

Le service sanitaire devra inspecter le navire à son départ, constater si la santé à bord est parfaite ; si le navire est suffisamment pourvu d'eau potable, si chaque homme est assuré d'une nourriture suffisante, et empêcher tout encombrement.

Le navire ne devra faire aucune escale et avant de débarquer être soumis à la quarantaine. Si aucun cas de choléra n'est constaté, le navire pourra débarquer. L'Ile de Kamaran, située à l'extrémité du golfe Arabique, est le point qui doit être choisi pour la quarantaine.

Relativement aux pèlerins qui viennent de la Méditerranée, c'est-à-dire de Constantinople, de Tunis, d'Alger, on comprend qu'il soit à peu près impossible de prendre à leur égard des mesures efficaces.

Il en sera de même pour les pèlerins de la Mer Rouge, qui d'ailleurs sont à demi-sauvages ; de même encore pour les caravanes qui débouchent de mille points différents.

Mais des mesures efficaces pourront être prises pendant le pèlerinage : On surveillera par exemple s'il y a de l'eau fraîche à la Mecque et s'il est procédé à l'enfouissement réel des cadavres.

Si, malgré tout, le choléra a éclaté à la Mecque, que reste-t-il à faire pour préserver l'Europe ?

Etablir une quarantaine sévère pour le retour ; El-Ouedj, situé à 350 milles de Suez, est l'endroit à choisir pour le lieu de quarantaine ; 3 ou 4 jours suffisent.

A nouveau on empêchera l'encombrement des bateaux (exemples de navires tellement encombrés qu'on marche sur une véritable litière d'individus).

On a remarqué, même en l'absence d'épidémie cholérique, que les pèlerins qui, pour aller à la Mecque, passent tous par Suez, étaient toujours plus nombreux à l'aller qu'au retour.

17,000 à l'aller, par exemple ;
12,000 au retour.

En voici la raison : Tous prennent la route de Suez, avons-nous dit, pour aller à la Mecque. — De Suez à la Mecque, par le fait de la plus mauvaise hygiène, des privations, du climat, souvent du choléra, un grand nombre meurt en route — D'autre part, beaucoup reprennent la route de l'Inde, par une autre voie que celle de l'aller.

Ce que le service sanitaire doit chercher, c'est d'empêcher le choléra de pénétrer à Suez et de le laisser se confiner à la Mecque : car si le choléra vient en Egypte, fatalement il viendra en Europe.

L'Europe a donc intérêt à maintenir le système défensif installé dans la Mer Rouge; elle doit fortifier le conseil sanitaire international d'Alexandrie, qui est, il faut bien le savoir, une Commission internationale composée des délégués des différents États de l'Europe, et dont les décisions sont bien supérieures à celles d'un gouvernement qui a souvent traversé des crises redoutables.

Ces conclusions ont été votées à l'unanimité.

A l'appui de la communication de M. Proust, M. Fauvel déclare que la guerre anglaise a jeté une grande perturbation dans l'organisation sanitaire.

Dès que le conseil sanitaire de France apprit que le gouvernement anglais allait transporter en Egypte des troupes de l'Inde, il s'en est ému ; au nom du gouvernement français M. Fauvel écrivit au gouvernement anglais, manifestant ses craintes et réclamant des mesures sanitaires.

C'est, qu'en effet, le danger était imminent : ce danger réside dans les passagers et dans les provenances de Bombay et de Calcutta, où le choléra est endémique. Dans ces villes, en effet, et M. Fauvel insiste sur cette particularité : le choléra existe en permanence, jamais cependant à l'état de grandes épidémies.

L'Angleterre promit d'apporter la plus grande surveillance et de prendre les mesures les plus sévères. Les a-t-elles prises ? Il est difficile de répondre, car en

temps de guerre surtout et sur son territoire l'Angleterre, dont l'organisation sanitaire est du reste très
surveillée, entend ne relever que d'elle-même. En tout
cas, le gouvernement anglais avait assumé là une
responsabilité effrayante. Eût-il pu en effet invoquer
les nécessités de la guerre ? Et le danger n'existait-il pas
tout aussi bien pour l'armée anglaise, laquelle, si
l'Egypte eût été envahie, eût payé la première l'oubli
des mesures sanitaires ! Elle eût été décimée, dit
M. Fauvel, et eût trouvé dans le choléra un ennemi
autrement redoutable et bien plus meurtrier que dans
la personne d'Arabi et de ses troupes.

Ce qu'il faut dire aussi c'est que la presse avait à
tort signalé en Egypte des cas de choléra. Il ne s'agissait
que de quelques cas isolés de choléra-nostras.

L'oubli des mesures quarantenaires de la part de
l'Angleterre ne se serait pas mieux compris, ajoute
M. Fauvel, au point de vue commercial, car la loi
reste toujours vraie, à savoir : Quand l'intérêt sanitaire est compromis, l'intérêt commercial l'est aussi.

A l'exemple de M. Proust, et pour terminer, M. Fauvel
a affirmé que si l'Egypte avait été envahie, les relations
de ce pays avec tous les Etats méditerranéens sont
telles que tout le bassin de la Méditerranée, et de là
l'Europe, l'eût été fatalement comme en 1865.

La tuberculose spécialement traitée par le Dr Corradi,
au point de vue de la contagion et de l'isolement, a
amené le professeur Leudet, de Rouen, à la tribune. Bien
que notre honorable Président se soit réservé le soin de
vous entretenir de ce sujet, je ne puis m'empêcher de

vous dire que sa communication a excité l'approbation et les applaudissements de tout l'auditoire.

Aussi l'assemblée a-t-elle conclu avec lui, et avec le professeur Valin, de Paris, que la mesure d'isolement pour les tuberculeux était tout au moins prématurée.

Un autre compatriote, M. le Dr Gibert, du Havre, dont le nom jouit dans les Congrès d'hygiène d'une légitime autorité, a lu un mémoire remarquable sur la teigne.

S'il faut en croire M. Gibert, la ville du Havre serait une ville de teigneux.

En effet la teigne ou plutôt les teignes s'observent fréquemment au Havre, notamment chez les enfants qui fréquentent les écoles, ainsi qu'il a été à même de le constater dans les inspections scolaires.

Or, la teigne est essentiellement contagieuse.

Il en résulte que tous les enfants doivent être soigneusement visités à la rentrée des classes, aussi bien dans les écoles primaires que dans les asiles, les lycées, pensions, etc.

Tout enfant atteint de la teigne devra être renvoyé à ses parents jusqu'à complète guérison.

L'assemblée s'associe au vœu de M. Gibert, à savoir qu'à l'avenir, dans les grandes villes et même dans les campagnes, les élèves soient soumis à une inspection médicale sévère.

Alcoolisme et fièvre typhoïde.

Deux grandes questions, toutes deux intéressantes pour le médecin, quoique à des titres différents, l'alcoolisme et la fièvre typhoïde, ont occupé plusieurs séances.

Bien que très largement traitées et par des hommes d'une valeur scientifique reconnue, il me faut constater qu'aucune solution nouvelle n'a été apportée.

L'alcoolisme ! vice qui s'étend partout comme la tache d'huile ; phylloxera moral qui envahit toutes les classes : et les habitants de Genève eux-mêmes, au très grand regret du docteur Lombard, préfèrent maintenant à l'eau si limpide du lac Leman l'alcool et l'absinthe.

Sur ce sujet, M. le docteur A. Roulet, conseiller d'Etat à Neufchâtel, a formulé des vues que l'Assemblée a sanctionnées.

Laissons de côté toutes les considérations philosophiques et sentimentales sur lesquelles on s'appuie pour proscrire de la façon la plus absolue l'usage de l'alcool, et rallions-nous à une des conclusions, la seule pratique, suivant nous, de M. Roulet.

Exclure absolument du commerce tout alcool autre que l'alcool *éthylique*, si possible, et encourager la recherche d'un réactif spécial pour les alcools élevés de la série mono-atomique.

La fièvre typhoïde, éternel sujet d'études, s'est naturellement ressentie de la présence et des théories de M. Pasteur. Microbes et agents typhogènes ont fait l'objet de nombreuses discussions.

M. Duplessis, inspecteur vétérinaire, établit, avec un ensemble d'observations de plus de vingt années, et sur un grand nombre de chevaux, que plusieurs épidémies de fièvre typhoïde chez des cavaliers casernés furent concomitantes avec des épizooties de cette maladie chez leurs montures.

Toutefois, M. Pasteur n'a pu encore trouver d'organisme spécial dans le sang recueilli aussitôt après la mort sur des malades succombant de la fièvre typhoïde ; il est loin d'affirmer actuellement cette analogie, et comme il l'a dit lui-même, il convient d'attendre ce qui adviendra de la prophylaxie de la fièvre typhoïde avec le progrès scientifique.

Aussi, en l'état actuel de nos connaissances, l'opinion que M. le professeur Arnould, de Lille, a longuement développée dans les termes suivants, n'a-t-elle pas trouvé de contradicteurs :

La fièvre typhoïde, a-t-il-dit, a les allures des maladies spécifiques ; en tant que spécifique, elle n'est jamais ni spontanée, ni engendrée de l'action banale des agents extérieurs, et s'il est rationnel de la compter au nombre des maladies parasitaires, on ne saurait actuellement regarder le fait comme complètement acquis.

Le monde civilisé traverse en ce moment, suivant son expression, un règne de fièvre typhoïde : elle sévit sur toutes les classes, à la ville et à la campagne, dans les localités les plus diverses, sur toutes les races d'homme.

On peut expliquer ce fait sans l'intervention du génie épidémique qui a si longtemps fourni un thème commode à dissertations médicales ; mais il est encore malaisé de constituer à la fièvre typhoïde une unité pathogénique.

M. Arnould considère l'homme et les objets à son usage comme l'un des plus importants milieux de conservation et éventuellement de reproduction de l'agent typhogène.

M. de Cérenville, au contraire, et surtout M. Soyka, font jouer au sol un rôle plus considérable à ce point de vue (1).

Des baraquements hospitaliers.

La question des baraquements hospitaliers a trouvé en M. Julliard, professeur de clinique chirurgicale à Genève, un défenseur judicieux et convaincu.

M. Julliard n'a eu d'ailleurs qu'à exposer le mode de fonctionnement de son service hospitalier, et les résultats obtenus par lui depuis plusieurs années déjà ont amené la conviction dans les esprits.

Non content de l'exposé théorique, j'ai voulu constater *de visu* l'organisation de ces baraquements. M. le professeur Julliard, son assistant, M. le docteur Chaland, l'administration de l'hospice cantonal, m'ont accueilli comme ils accueillent tout médecin étranger, avec le plus louable empressement. Je les en remercie.

Quoique prévenu, j'ai été favorablement étonné en visitant les salles. C'est en plein air, en dépit du froid, de la pluie ou du vent, que séjournent les malades de toute catégorie d'un service habituel de chirurgie ; comme partout on y rencontre des plaies, des fractures,

(1) *Gaz. hebdomadaire*, nº 42, p. 686,

des coxalgies, des rétrécissements de l'urèthre, des rachitiques, des scrofuleux, etc.

Il y a neuf pavillons, pouvant contenir chacun onze lits ; cinq pour les hommes, quatre pour les femmes.

La plupart des lits étaient occupés. Ces pavillons (voir le plan annexé au rapport) sont établis dans une cour de l'hôpital et assez près dudit hôpital (50 ou 60 mètres environ). La même distance sépare chaque pavillon.

Le premier pavillon a été construit en 1871 et fonctionne depuis cette époque. Tout pansement, toute opération est, néanmoins, pratiquée d'après la méthode Listérienne.

Des infirmières laïques, très proprement vêtues, très intelligentes, et dont les services sont à l'abri de tout reproche, sont attachées à chaque pavillon.

Lors de notre visite, la température de la salle, c'est-à-dire de l'extérieur, de l'air ambiant, était de 18°. Mais cette température suit naturellement les variations atmosphériques. Transportés dans les pavillons depuis le 15 avril, les malades y séjournent habituellement jusqu'au 1er ou 15 octobre ; c'est ainsi que l'année dernière ils ont supporté, sans inconvénient, une température de 4 à 5 degrés au-dessous de zéro. Ce n'est pas le froid sec, mais l'humidité dont ils se plaignent.

M. Julliard n'a jamais de tétanos chez ses opérés. Il n'est donc pas vrai, selon lui, de dire que le froid est une cause puissante de tétanos chez les blessés.

Presque tous les malades étaient nu-tête, mais ils avaient un édredon sur le lit.

Pendant l'hiver, les malades sont transférés dans les salles ordinaires de l'hôpital, lesquelles sont chauffées à air chaud et ventilées d'après les procédés modernes. Chaque salle contient un nombre restreint de lits.

De leur côté, les médecins de l'hôpital cantonal demandent chaque année et vont obtenir l'isolement des maladies contagieuses, variole, scarlatine, diphthérie, ophthalmies purulentes, etc. Il faut qu'à l'avenir, dit M. le docteur Long dans son rapport, un malade puisse entrer à l'hôpital en toute confiance et qu'il ne soit pas exposé à y contracter une maladie autre que celle pour laquelle il est admis. Cette sécurité ne pourra être obtenue que lorsqu'on ne recevra plus les varioleux à l'hôpital, et quand on aura construit un bâtiment dans lequel ces malades seront véritablement isolés. Sur tous ces points les hygiénistes sont d'accord.

Un ascenseur, installé au centre même de l'hôpital, permet de transporter sans secousse les malades d'un étage à l'autre. Un téléphone met en communication la direction des hôpitaux avec les principales administration de la ville.

Enfin, une voiture suspendue et très habilement aménagée est en permanence à l'hôpital pour les accidents et les malades entrants.

Dans son travail sur les influences hygiéniques, physiologiques et thérapeutiques des altitudes, le docteur Lombard, de Genève, établit une distinction, au point de vue hygiénique, entre les altitudes moyennes, à 500 et 1,000 mètres, et les hauteurs qui les dépassent, dis-

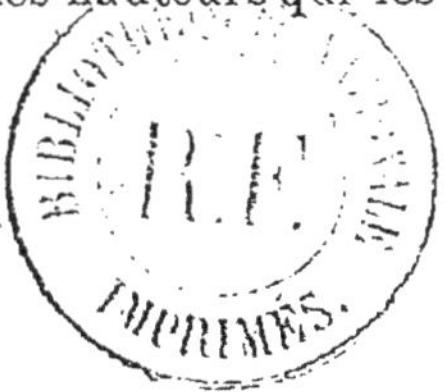

tinction qui est essentiellement déterminée par leur action sur la santé de l'homme.

A ces hauteurs, en effet, il constate que la respiration est plus profonde et fréquente, surtout au sommet des poumons; que la circulation est plus rapide ; qu'il se fait une assimilation plus active aux dépens de la graisse et au profit des muscles. Malgré la diminution de l'oxygène par la raréfaction de l'air, il en résulte évidemment que les hauteurs moyennes exercent une action des plus bienfaisantes et en quelque sorte régénératrice sur l'ensemble des fonctions, et, en particulier, ne produisent pas encore l'anémie, qui est l'effet hygiénique dominant des hautes altitudes.

Pour M. Lombard, les hauteurs moyennes entre 500 et 1,000 mètres ont une influence prophylactique et curative sur le développement de la phthisie pulmonaire.

A ce point de vue, les expériences recueillies par l'auteur, faites dans notre Europe comme en Amérique, sont absolument concluantes. M. Lombard insiste d'une manière particulière sur la station de l'Engadine (Suisse) et spécialement sur celle de Davos (1,556 mèt.). Ces stations ont pour caractère essentiel un air sec, l'absence de brouillards, la transparence remarquable de l'atmosphère et une abondante insolation, un froid dont la moyenne est de — 6°, et que, cependant, les malades supportent très bien.

Des centaines de malades s'y sont améliorés. Un médecin s'est guéri complètement à Davos, et s'y est fixé depuis 18 ans.

M. Lombard l'a ausculté et a constaté la guérison.

L'Engadine, en effet, est, comme on sait, la plus haute vallée de l'Europe, et l'on comprend que de splendides hôtels s'y soient élevés. On peut donc conseiller cette cime de montagne avec une entière confiance.

Une autre région sanitaire analogue se trouve au versant oriental des montagnes rocheuses de l'Amérique du Nord, dont la principale station est la ville de Denver (1,635 mèt.) La température moyenne en décembre y est de — 3°. Ici encore le climat y est caractérisé par la sécheresse, l'absence des brouillards, la parfaite clarté de l'air, sa raréfaction, qui agit surtout préventivement dans la première période inflammatoire de la phthisie.

Quant aux fortes altitudes, c'est-à-dire qui dépassent 2,000 mètres, elles ne présentent pas de *sanatorium* en Europe, à moins de vouloir nommer ainsi les hospices du Grand et du Petit-Saint-Bernard, et celui du Saint-Gothard. Mais c'est en Asie et surtout aux Indes orientales que ces stations se trouvent à de pareilles hauteurs et dont la plus haute (4,500 mèt.), sur les pentes de l'Hymalaya, atteint presque celle du Mont-Blanc, qui est de 4,800 mètres.

Toutes ces localités présentent, comme l'on sait, de précieuses ressources pour les Européens affaiblis par le climat de l'Inde.

M. Lombard cite encore l'île de Ceylan et les deux Amériques, toutes deux très riches en *sanatoria*, surtout au point de vue de la prophylaxie, de la tuberculose. Il a soigné un horloger de Neufchâtel, né de parents tuberculeux, lui-même menacé de phthisie, qui se rendit à Panama, de là à Quito, où il guérit, retourna à Panama, où il retomba, puis à Arequipa, où il guérit de nouveau, crut pouvoir revenir à son bien-aimé Neufchâtel, redevint phthisique et mourut.

M. Lombard a formulé les conclusions suivantes :

Conclusions.

1° L'insuffisance de l'oxygène qui résulte de la dilatation de l'atmosphère des hautes régions peut amener l'asphyxie, si elle n'est pas combattue par des inhalations d'oxygène ;

2° Le *mal de montagne* a pour cause essentielle la diminution de l'oxygène atmosphérique, alors que les contractions musculaires extraordinaires en réclament une quantité supplémentaire. C'est l'insuffisance de l'oxygène qui cause les douleurs musculaires et oblige à un repos immédiat ;

3° La respiration et la circulation deviennent plus rapides à mesure qu'on s'élève au-dessus du niveau des mers. En même temps l'exhalation de l'acide carbonique augmente jusqu'à une certaine limite, que l'on peut fixer approximativement entre 1,500 et 2,000 mètres, tandis qu'au-delà elle diminue en raison directe de l'altitude ;

4° Au-dessus de 2,000 mètres, bien que la circulation et la respiration soient accélérées, l'insuffisance de l'oxygène contenu dans une atmosphère dilatée développe une anémie constitutionnelle que le docteur Jourdannet a qualifié d'anoxyhémie ;

5° Dans les altitudes, la digestion, l'exercice musculaire et l'abaissement de la température augmentent et accélèrent l'exhalation de l'acide carbonique;

6° Le séjour des altitudes rend les inspirations non seulement plus fréquentes, mais aussi plus profondes, d'où il résulte une augmentation de la capacité et de la circonférence thoraciques;

7° Un séjour temporaire ou permanent des altitudes moyennes situées au-dessous de 2,000 mètres exerce une action stimulante sur toutes les fonctions;

8° Les hautes et moyennes altitudes ont une influence prophylactique et thérapeutique sur la phthisie pulmonaire.

Au même point de vue, le séjour sur les hauteurs exerce une action stimulante sur toutes les fonctions; tel est l'enseignement constant de l'observation.

Aussi ne saurait-on s'étonner des avantages qu'on recueille depuis quelques années de l'envoi des écoliers maladifs à la campagne pendant les 3 à 4 semaines de leur congé annuel.

M. le docteur Varrentrapp a appelé l'attention de ses collègues sur ces institutions, qui se développent de plus en plus dans divers pays.

Or, l'expérience faite sur 4 à 5 colonies suisses et environ une douzaine de colonies allemandes, a démontré que les enfants y avaient gagné non seulement une apparence plus saine, mais que leur poids avait augmenté de 1 à 3 livres, en même temps qu'ils avaient grandi de 1 à 2 centimètres, augmentation et accroissement incomparablement plus forts que ceux que l'on a observés chez des enfants du même âge, pendant le même espace de temps.

C'est là assurément une coutume qui, appliquée avec ménagement et précaution, mérite d'être généralisée, et s'il n'est pas possible, comme le demandait M. Lubelski, de placer tous les internats à la campagne, que l'on soustraie du moins, le plus longtemps possible, les écoliers aux dangers des agglomérations si préjudiciables à leur jeune organisme.

L'hygiène scolaire a également formé l'une des principales préoccupations des hygiénistes réunis à Genève. L'occasion était bien choisie, car l'on sait quels sacrifices ce canton s'est imposé depuis quelques années pour le développement de l'instruction à tous ses degrés : ses écoles sont devenues l'un des luxes de son budget.

Ainsi que le demandait le docteur Cohn, on a reconnu la nécessité de créer dans tous les pays des inspecteurs médicaux scolaires.

Quels plus importants problèmes pourrait-on soulever aujourd'hui que ceux qui s'adressent à l'hygiène scolaire, intéressant désormais la population tout entière.

En dehors du sommeil, dit par exemple M. Kuborn, la balance des forces physiques et du développement intellectuel doit être tenue dans la relation suivante :

7 à 8 ans : 4 heures d'école, 9 de repos et d'exercice ;

9 à 10 ans : 5 ou 6 heures d'école, 8 ou 9 de repos et d'exercices ;

10 à 12 ans : 6 ou 7 heures d'école, 8 1/2 ou 9 1/2 de repos et d'exercices,

Discours de M. Paul Bert.

A la communication de M. Lombard succède celle de M. Paul Bert, non pour combattre, mais pour appuyer les conclusions de M. le docteur Lombard.

Il parlera des expériences physiologiques auxquelles il s'est livré dans son laboratoire, pour résoudre le difficile problème de l'influence des altitudes sur l'organisme. Par nos expériences, dit-il, surtout avec la machine pneumatique, nous sommes arrivés à résoudre, je l'espère, des questions dans lesquelles des voyageurs se perdaient dans des hypothèses. Il s'agissait d'expliquer l'action des gaz sur la fonction pulmonaire et par là sur la composition du sang ; l'influence des hauteurs n'était plus alors qu'un cas particulier dans la question générale.

Il a fallu commencer par mettre de côté toutes les explications mécaniques par lesquelles on voulait expliquer l'action différente des hauteurs sur le corps humain, et, en particulier, renoncer à cette pression atmosphérique par laquelle on voulait tout expliquer, les hémorrhagies comme tous les symptômes du mal de montagne.

Eh bien ! qu'ai-je fait ? dit Paul Bert... J'ai commencé par me soumettre moi-même à une haute pression atmosphérique, par un moyen artificiel qui, d'après la théorie, aurait dû m'écraser. (En effet, le physiologiste doit toujours commencer par exposer sa propre personne, c'est son devoir, son privilège.) Eh bien ! je n'ai pas été écrasé du tout. Les choses se sont passées bien simplement ; il y a dans le sang de l'oxygène et de l'acide carbonique, liés à la matière colorante sous le nom de hœmoglobine. On a cru, jusqu'ici, que ce lien était une combinaison chimique très intime, et qu'en particulier la diminution de la pression atmosphérique ne pouvait exercer sur elle aucune action. Mes expériences ont prouvé le contraire : Quand la pression atmosphérique diminue, l'hœmoglobine abandonne progressivement son oxygène, le sang s'appauvrit ; on entre dans une sorte d'asphyxie, et nous voilà en face des symptômes que l'on observe avec la diminution de la pression atmosphérique sur les hauteurs.

Qu'en conclure ? Si ce n'est que nous avons du même coup, avec le mal, trouvé le remède. Quand la raréfaction de l'air aura produit ses funestes effets, si mon explication est juste, nous n'aurons pour les combattre autre chose à faire qu'à rendre au patient de l'oxygène, et il devra guérir.

En m'exposant moi-même, et quelques personnes de bonne volonté, dans une chambre close avec augmentation progressive de la pression, nous sommes arrivés au mal de montagne : malaise, accélération du pouls et de la respiration, mal de tête, tremblement involontaire, sensibilité, puis alourdissement, somnolence et perte partielle de la raison. Le dirai-je ? Ayant compté mon pouls pendant un tiers de minute, mon intelligence n'était plus assez forte pour multiplier ce chiffre par 3, et je dus mettre dans mes notes : Trop difficile. Alors nous nous mîmes à respirer un ballon plein d'air riche

en oxygène ; immédiatement et comme par enchante-
ment, tout cessa ; nous reprîmes nos sens, les batte-
ments du cœur devinrent normaux, et la respiration se
ralentit.

C'était là, pour nous, une expérience encourageante,
surtout au point de vue des secours dont peuvent se
munir les ascensionnistes aériens. Deux courageux
aéronautes, qui avaient participé à mes recherches,
voulurent en faire l'expérience. MM. Crocé Spinelli et
Gaston Tissandier. Dans une première épreuve, l'un
d'eux, violacé, les oreilles et les lèvres déjà noires, eut
le temps de mettre à sa bouche le tube sauveteur qui le
mettait en communication avec une poche pleine d'oxygène. Il se trouve ranimé instantanément. L'autre était
devenu absolument aveugle et ne voyait plus son papier,
Le tube sauveteur lui rendit la vue.

Dans une autre ascension, qui devait coûter la vie au
regretté Crocé Spinelli, et dans laquelle ils s'élevèrent
jusqu'à 7,300 mètres, l'aéronaute périt pour ne pas
avoir pris, ainsi que leur avait si expressément recom-
mandé Paul Bert, la quantité d'oxygène suffisante pour
combattre la raréfaction de l'air.

Ce que nous venons de dire des aéronautes s'applique
absolument aux ascensions sur les montagnes. Il suffit,
pour combattre tous les accidents mentionnés, d'em-
porter avec soi un magasin d'oxygène, où les ingré-
dients nécessaires pour le fabriquer.

L'orateur confirme ainsi les assertions du docteur
Lombard, au point de vue de l'action thérapeutique des
hauteurs moyennes.

Il se demande ensuite par quel phénomène physiolo-gique se trouve-t-il que des personnes s'accoutument progressivement à vivre à des hauteurs qui leur parais-sent insupportables à l'origine, et surtout que les géné-rations suivantes trottent parfaitement à l'aise là où les nouveaux arrivants sont atteints de tous les symptômes indiqués et peuvent à peine se mouvoir ? Le fait peut s'expliquer de différentes manières : On peut supposer que l'homme acclimaté a appris à faire un meilleur usage de ses forces, et que l'oxygène, insuffisant pour le nouveau venu, lui suffit à lui. On peut encore recourir à l'agrandissement thoracique qui résulte évidemment d'un séjour prolongé sur les hauteurs, tel que le montre en particulier le montagnard indien.

La grandeur de son poumon supplée dans ce cas à la diminution d'oxygène. Peut-être aussi qu'il s'est fait une harmonie plus normale entre la nutrition et la déperdi-tion par la combustion vitale; peut-être enfin mangeons-nous trop pour le pur plaisir de brûler davantage.

Mais il y a une autre explication qui paraît plus plau-sible : cet indien qui trotte si facilement sur l'Hymalaya, peut-être son sang est-il devenu, avec le temps, capable d'absorber une plus grande quantité d'oxygène que les autres. Nous avons trouvé que chez le chien, dans l'état normal, cent parties doivent contenir une partie d'oxygène. De son côté, le docteur Jolyet, de Bordeaux, a fait une observation bien curieuse : c'est que du sang sorti de la circulation, en étant secoué, peut absorber encore une fois autant d'oxygène.

Paul Bert a réussi à se procurer du sang de La Paz, et,

chose remarquable, a trouvé qu'il contenait notablement plus d'oxygène que dans la même expérience faite plus haut. Comment ne pas en conclure que le travail d'acclimatation n'est pas autre chose que le sang s'accoutumant à absorber sous le même volume une plus grande quantité d'oxygène ?

S'il fallait en croire les astronomes, le feu central de notre globe allant toujours en se refroidissant, et notre atmosphère se raréfiant de plus en plus, l'homme serait appelé, dans un temps relativement proche, à mourir étouffé.

La théorie est sans doute exacte. Oui, notre planète va en se refroidissant, et sera un jour inhabitable pour l'homme. Un jour viendra, ou mieux une nuit, ce sera le règne des microbes, puis le chaos. Mais, rassurons-nous, nos organismes pourront, pendant un certain temps encore, s'accoutumer à l'atmosphère raréfiée, parce que leur hœmoglobine deviendra capable d'absorber une plus grande quantité d'oxygène, malgré la diminution de la pression atmosphérique.

Le congrès de Turin avait décidé qu'un prix de 2,300 fr. serait accordé à l'auteur du meilleur travail sur l'hygiène dans les campagnes.

Le docteur Layet, professeur d'hygiène, a été proclamé lauréat pour son ouvrage intitulé : *Hygiène et maladies des paysans.*

Un prix de 2,000 fr. sera également décerné à La Haye. La question mise au concours est la suivante:

« Des moyens pratiques de prévenir la cécité. »

Le docteur Haltenhoff qui, lui-même, a lu un mémoire

fort remarquable sur le sujet, a en quelque sorte indiqué la marche à suivre et donné aux concurrents éventuels une série de recommandations.

Dans son travail, M. Haltenhoff a montré qu'il y avait 311,000 aveugles en Europe. Il a exposé les causes de la cécité ; presque toujours une myopie mal soignée, une suppuration des paupières négligée, la suite de fièvres (rougeole, scarlatine, variole), et il calcule que sur 100 aveugles 75 le sont devenus faute de soins. Les précautions à indiquer sont donc au premier rang des devoirs qui s'imposent aux congrès.

Le congrès maintient à l'ordre du jour de sa prochaine session le vœu présenté par une de ses sections :

« Que tous les gouvernements fassent disparaître les obstacles législatifs qui s'opposent à la crémation facultative des cadavres. »

Et le vœu de la section d'hygiène formulé par le professeur Brouardel, que la falsification des denrées alimentaires soit l'objet d'une répression plus rigoureuse.

Sur la proposition de M. Pacchiotti, La Haye (Hollande) est désignée comme lieu de réunion du prochain congrès.

Tel est, Messieurs et chers collègues, le résumé des principales communications qu'il m'a été donné de suivre plus spécialement.

On a reproché aux congrès de Genève comme à ses aînés, et ce reproche a été formulé non seulement par des administrateurs, mais par des médecins eux-mêmes, de ne pas aboutir à des conclusions rigoureuses, absolues, définitives.

Ce reproche, suivant nous, n'est pas mérité, et tant que le vœu, assez difficile à réaliser, du délégué de la Hongrie, M. le professeur Louis de Csatary, sur la nécessité d'une convention hygiénique internationale, ne sera pas adopté par tous les gouvernements, les hygiénistes n'auront pas de lois à formuler, mais de simples conseils à indiquer.

Néanmoins, nous pouvons dire avec M. A.-J. Martin que les congrès internationaux bisannuels d'hygiène sont surtout utiles par les échanges d'aspirations et d'efforts que peuvent faire leurs membres souvent fort éloignés, et par l'émulation qui les pousse à ne pas vouloir aborder de nouveau leurs collègues sans leur apporter la réalisation de quelques réformes obtenues, grâce à eux, dans leurs pays respectifs.

Dr DESHAYES.

ROUEN. — Imprimerie E. CAGNIARD, rue Jeanne-Darc, 88.